Baja En Carbohidratos

Recetas Sabrosas Bajas En Carbohidratos Para Principiantes

(El Mejor Libro De Cocina Bajo En Carbohidratos Para Perder Peso)

Basil Uribe

Publicado Por Daniel Heath

© **Basil Uribe**

Todos los derechos reservados

Baja En Carbohidratos: Recetas Sabrosas Bajas En Carbohidratos Para Principiantes (El Mejor Libro De Cocina Bajo En Carbohidratos Para Perder Peso)

ISBN 978-1-989808-17-7

Este documento está orientado a proporcionar información exacta y confiable con respecto al tema y asunto que trata. La publicación se vende con la idea de que el editor no esté obligado a prestar contabilidad, permitida oficialmente, u otros servicios cualificados. Si se necesita asesoramiento, legal o profesional, debería solicitar a una persona con experiencia en la profesión.

Desde una Declaración de Principios aceptada y aprobada tanto por un comité de la American Bar Association (el Colegio de Abogados de Estados Unidos) como por un comité de editores y asociaciones.

No se permite la reproducción, duplicado o transmisión de cualquier parte de este documento en cualquier medio electrónico o formato impreso. Se prohíbe de forma estricta la grabación de esta publicación así como tampoco se permite cualquier almacenamiento de este documento sin permiso escrito del editor. Todos los derechos reservados.

Se establece que la información que contiene este documento es veraz y coherente, ya que cualquier responsabilidad, en términos de falta de atención o de otro tipo, por el uso o abuso de cualquier política, proceso o dirección contenida en este documento será responsabilidad exclusiva y absoluta del lector receptor. Bajo ninguna circunstancia se hará responsable o culpable de forma legal al editor por cualquier reparación, daños o pérdida monetaria debido a la información aquí contenida, ya sea de forma directa o indirectamente.

Los respectivos autores son propietarios de todos los derechos de autor que no están en posesión del editor.

La información aquí contenida se ofrece únicamente con fines informativos y, como tal, es universal. La presentación de la información se realiza sin contrato ni ningún tipo de garantía.

Las marcas registradas utilizadas son sin ningún tipo de consentimiento y la publicación de la marca registrada es sin el permiso o respaldo del propietario de esta. Todas las marcas registradas y demás marcas incluidas en este libro son solo para fines de aclaración y son propiedad de los mismos propietarios, no están afiliadas a este documento.

TABLA DE CONTENIDO

Parte 1 1

Bienvenida Personal Y Cómo Usar Esta Guía 2

¿Por Qué Una Dieta Baja En Calorías? 4

Efectos Saludables De Una Dieta Baja En Carbohidratos ... 11

Definiendo Una Dieta Baja En Carbohidratos 17

Plan Efectivo De Una Dieta Baja En Carbohidratos 23

Hay Que Intentarlo: Deliciosas Recetas Bajas En Carbohidratos 27

Deliciosa Carne Asada Envuelta En Tocino Baja En Carbohidratos 28

Plato De Atún Con Queso Derretido 34

Brócoli Sellado Con Un Toque De Limón 37

Un Postre De Durazno 42

Alucinantes Arándanos Con Crema De Limón 45

Chuleta De Cerdo Británica Con Salsa Cumberland 49

Salteado De Brócoli, Jengibre Y Sésamo 54

Galletas Dulces Bajas En Carbohidratos 59

Monumental Pan De Carne 64

Sabroso Revuelto De Salchichas De La Tía Sally 67

La Mezcla De Champiñones Y Judías Verdes De Mamá 70

Aperitivo De Champiñones 74

Fantasmagóricas Semillas De Calabaza 78

Salsa De Tomate Que Seduce El Estómago 82

Hummus De Tarareo Feliz 85

Panqueques De Coco 89

Revuelto Tejano	93
Ensalada De Pollo	96
Ensalada De Camarones Y Palta	98
Vida Baja En Carbohidratos Para Siempre	100
Conclusión	104
Parte 2	105
El Comienzo De La Pérdida De Peso	106
Capítulouno	109
Quécomeren Eldesayunomientras Se Intenta Bajar De Peso	109
Capítulo Dos	118
Diferentes Tiposdecomidaparaayudarte A Perderpeso	118
Capítulo Tres	126
Una Listadeaperitivosmientrasse Intentaperderpeso	126
Capítulo Cuatro	131
Diferentes Tiposdecomidaparacenarmientras Se Está A Dieta	131
Conclusión Del Viaje De Pérdida De Peso	139

Parte 1

Bienvenida personal y cómo usar esta guía

Este libro contiene pasos y estrategias comprobadas sobre cómo perder peso simplemente cambiando a una dieta baja en carbohidratos y siguiendo los planes de dieta específicos y las recetas incluidas en este libro.

Será un increíble viaje para conocer las bases de una dieta baja en carbohidratos con la única intención de perder peso. Este libro es ideal para aquellos que quieren adelgazar en pocas semanas.

Le sorprenderá descubrir todos los beneficios que la dieta baja en carbohidratos puede ofrecer aparte de la pérdida de peso.

Algunos de los factores interesantes, incluyendo recetas y planes de dieta, se presentan en este libro para lograr el peso ideal que siempre ha deseado. Está a apenas a un paso de alcanzar las metas y expectativas de su peso.

Este libro le hará darse cuenta de por qué la gente elige dietas bajas en carbohidratos por encima de cualquier otra dieta y por qué se debe animar a otros a seguir el mismo enfoque. Vivir una vida baja en carbohidratos es divertido y este libro le dará una idea de por qué.

Habrá cientos de nutrientes que definitivamente se absorberán en este libro y que impulsarán a las personas que están a dieta y a las que están a punto de comenzar con una dieta baja en carbohidratos.

Además, este libro no sólo está destinado a los que tienen sobrepeso. Gente de todas las profesiones y condiciones sociales, independientemente de su estado y su constitución, pueden seguir una dieta baja en carbohidratos.

Esta es sólo la introducción de la información en gran escala sobre las dietas bajas en carbohidratos que será útil para renovar las formas tradicionales y modernas de hacer dieta.

Por último, me gustaría agradecerle de nuevo por descargar mi libro¡Disfrute!

¿Por qué una dieta baja en calorías?

Seguramente se estará preguntando: *"¿Qué demonios es una dieta baja en carbohidratos y por qué debería continuar leyendo?"*

¡Excelente pregunta, amigo mío! Como probablemente se puede adivinar por su título, después de todo esta dieta consiste en comer una baja cantidad de carbohidratos, ¡quién en el mundo no quiere verse bien!

Si no se siente cómodo yendo a la playa y quitándose la camisa, ¡este libro es para usted! Lea detenidamente si desea encontrar recetas para mantener su físico pero está cansado de comer las mismas cosas día tras día. Es hora de probar algo nuevo, ¿no le parece?

¡Así es! Estamos aquí para ayudarle. Al fin y al cabo, ¿quién no quiere una comida deliciosa después de un entrenamiento pesado o un largo día de trabajo?

Para los que están sentados en casa, sabemos que también necesitan un poco de sabor en su vida, y no tenemos intención de decepcionarlos.

En primer lugar, vamos a aclarar algunos puntos, especialmente para aquellos que tratan de perder peso y pasan horas en la caminadora sólo para encontrarse con el dilema de no ser capaces de perder esos kilos de más.

Lo que usted podría no saber es que este enfoque dietético hace maravillas cuando se trata de perder peso, mejorar su salud y ayudar a su cuerpo a transformar la grasa (corporal) en su principal fuente de energía. Sí, ¡literalmente quemará grasa para crear energía!

Pero empecemos con algunos conocimientos básicos muy importantes sobre los carbohidratos.

Hay fundamentalmente dos tipos: Carbohidratos simples y complejos. Ambos se transforman en azúcares simples durante la digestión.

A continuación, se absorben en el torrente sanguíneo y se convierten en glucosa. (La principal diferencia es la rapidez con la que se descomponen y entran al torrente sanguíneo. Los carbohidratos complejos toman más tiempo.) Con la ayuda de la insulina, la glucosa entra en las células de su cuerpo.

Ahora la glucosa se utiliza como fuente de energía para realizar diversas funciones en el cuerpo. El cerebro funciona principalmente con glucosa. El exceso de glucosa se almacena en otras partes del cuerpo, como el hígado o los riñones.

Pero volviendo a los carbohidratos - "carb" para abreviar...

Los carbohidratos son nutrientes que están presentes en varios tipos de alimentos y bebidas. Las fuentes comunes y naturales de carbs son las frutas, verduras, leche, frutos secos, granos, semillas y legumbres.

Una dieta baja en carbohidratos se centra principalmente en las proteínas y las grasas. (Estos son los macronutrientes que son esenciales - se puede vivir sin carbohidratos). Este enfoque dietético reduce o restringe la mayoría de los alimentos de grano, la pasta y las verduras con almidón.

Algunas de las dietas bajas en carbohidratos permiten una pequeña cantidad de frutas y verduras y luego gradualmente las aumentan, disminuyen o excluyen totalmente.

Típicamente, la dieta baja en carbs tiene un límite de 50 a 150 gramos al día. Personalmente recomiendo que la ingesta diaria de carbohidratos oscile entre el 45% y el 65%.

¿Qué alimentos son ricos en carbohidratos?

Uno de ellos es la fructosa o azúcar granulada. Contiene hasta un 99% de carbohidratos y casi ninguna vitamina, grasa o proteína. Otro alimento rico en carbohidratos es la pizza.

Por lo general, contiene entre el 22% y el 30% de carbohidratos, dependiendo del grosor de la masa. Los productos de la papa también son un gran NO en una dieta baja en carbohidratos. Los hash brown [un tipo de croqueta de papa] entre otros productos de papa son los más ricos en hidratos de carbono.

Aproximadamente hay 35% de carbs en un hash brown. Los dulces también son alimentos que contienen un alto porcentaje de carbohidratos; el azúcar tiene el porcentaje más alto de carbohidratos. Además, el almidón está hecho de glucosa que se transforma en azúcares en nuestro cuerpo.

El almidón es alto en carbs. Los alimentos con almidón incluyen granos enteros como el arroz, la avena y la cebada, la harina y las legumbres como los guisantes y los frijoles.

Ejemplos típicos de dietas bajas en carbohidratos

La dieta baja en carbs más popular es probablemente la dieta Atkins. Es una de las dietas cetogénicas que restringe los alimentos ricos en carbohidratos y permite que las grasas sean el combustible del cuerpo.

El resultado esperado es que las grasas se quemen y liberen cetonas para abastecer de combustible al cuerpo.

Esta dieta fue publicada en un libro titulado "La revolución dietética del Dr. Atkins" hace 40 años por un médico llamado Robert Atkins.

Otras dietas bajas en carbohidratos muy conocidas son La dieta de South Beach, la dieta de Bernstein para la diabetes, los cazadores de azúcar, la dieta paleo o la dieta de los cavernícolas, la dieta de la zona, la proteína en polvo y la dieta de Sonoma.

Como puede ver, hay muchas opciones para elegir. Literalmente tienes docenas de regímenes que puede seguir para que le ayuden en el proceso de pérdida de peso. La decisión más difícil para cualquiera es elegir cuál de las docenas de regímenes seguir.

Todos los regímenes que decida aplicar requerirán que siga un patrón particular entre los ingredientes que debe utilizar y otros ingredientes que deberá incorporar a su dieta, a fin de alcanzar el peso deseado. ¿Suena aterrador?

¡No lo esté! Este libro está hecho para enseñarle a amar las verduras y los alimentos bajos en carbohidratos.

¿Todavía cree que no puede renunciar a

todas esas recetas altas en carbohidratos y a la comida suculenta? Permítanos mostrarle los efectos que tiene en la salud una dieta baja en carbs, tal vez esto le ayude a cambiar de opinión.

Efectos saludables de una dieta baja en carbohidratos

En este capítulo, le mostraré lo que una dieta baja en carbohidratos puede hacer por su salud. Aunque suene desagradable, las recetas bajas en carbs pueden ser realmente interesantes; no sólo en cuanto a la comida, ¡confíe en mí!

Cocinar comida baja en carbohidratos puede ser más interesante en comparación con cocinar algo normal, que es algo con lo que definitivamente estará de acuerdo cuando llegue al final del libro.

Se dará cuenta de lo intrigantes que son los ingredientes que componen las recetas de alimentos bajos en carbs. Puede que ni siquiera haya oído hablar de algunos de ellos. ¡Y son sabrosos! ¡SÍ! ¡Recuerde mis palabras!

Ahora veamos seriamente los beneficios para la salud de una dieta baja en carbohidratos, uno por uno.

Reduce el riesgo de enfermedades cardíacas

Varios estudios han demostrado que las dietas bajas en carbohidratos reducen el riesgo de padecer enfermedades cardíacas. Las pruebas realizadas, específicamente en las mujeres que seguían una dieta baja en carbohidratos revelaron que había mejoras significativas en su presión arterial, así como en los marcadores lípidos.

Otro beneficio principal de la dieta es la pérdida de peso. Por lo tanto, mantiene un flujo saludable de sangre a través del cuerpo, especialmente el corazón.

Mantener la presión arterial y los niveles de colesterol normales son factores importantes para tener un corazón saludable.

Una dieta baja en carbohidratos tiene un impacto positivo en la reducción del colesterol malo o LDL, que es un factor de riesgo en el desarrollo de una enfermedad cardíaca.

Prevención y cura de la diabetes

Una dieta baja en carbohidratos no sólo es beneficiosa para mantener el peso, la presión arterial y los niveles de colesterol normales. También es muy eficaz para mejorar el nivel de azúcar en sangre en personas diabéticas.

Los pacientes con diabetes tipo 2 mejoran su nivel de azúcar en sangre y esto, en algunos casos, resulta en la reducción a la mitad de la dosis diaria de insulina y medicamentos para la diabetes. La cantidad de carbs ideal para un diabético está en el rango de 45 a 65 gramos por comida.

¿Sabía que las personas con diabetes se enfrentan al peligro inminente de desarrollar enfermedades del corazón y de los vasos sanguíneos?

Aproximadamente, el 70% de las personas que tienen diabetes también tienen presión arterial alta y la mayoría de ellos tienen que tomar una pastilla todos los días para controlar su presión arterial. Además, el 65% de las personas que sufren de diabetes también tienen altos niveles de colesterol.

Aunque es una enfermedad común, de lo que no nos damos cuenta es que la diabetes trae consigo más daño a su cuerpo de lo que piensa tanto directa como indirectamente.

¿La mejor manera de lidiar con la diabetes? ¡Evitarla! Una dieta baja en carbohidratos es mejor, no sólo para aquellos que ya sufren de diabetes, sino también para aquellos que quieren evitarla.

Pérdida de peso

La pérdida de peso se debe a la reducción de la HbA1c. Al principio, el cuerpo se adapta a utilizar las grasas como fuente de energía en lugar de los carbohidratos.

Se utiliza la glucosa, lo que resulta en la reducción del exceso de agua en el cuerpo. A medida que la dieta progresa, el agua se reduce junto con el glucógeno. Esto ayuda a perder peso a través de los procesos de quema de grasas, también llamados "cetosis".

Cada vez que se producen cetonas, el cuerpo se deshidrata, por lo que diariamente se necesita mucha agua. Las cetonas producen un olor en el aliento que huele a quitaesmalte.

Este olor viene de cambios en el metabolismo que pueden ser fácilmente resueltos bebiendo mucha agua para mantener el cuerpo hidratado en todo momento.

Algunos de los beneficios más típicos de las dietas bajas en carbs son el aumento de energía, menos antojos de dulces, mejoras en el estado de ánimo, desaparición de los hábitos alimentarios compulsivos y mejora de las condiciones dentales, como la disminución de la placa dental.

Mejor piel

Alta en vitamina A y antioxidantes, una dieta baja en carbohidratos ayuda a rejuvenecer las células de la piel. Los radicales libres dañan la membrana de las células de la piel y provocan daño solar e inflamación, aumentando el riesgo de cáncer de piel. Los antioxidantes, que se encuentran en abundancia en las dietas bajas en carbs, ayudan a proteger la membrana de las células de la piel.

El Omega 3 también ayuda a la piel a conservar su flexibilidad y retrasa el envejecimiento.

Algunos otros beneficios de esta dieta es que algunas personas afirman tener menos dolores de cabeza, mejorías en las articulaciones y los músculos y menos problemas gastrointestinales.

La planificación es el primer paso para comenzar/seguir una dieta baja en carbohidratos. De esta manera, todos los beneficios y efectos esperados pueden ser fácilmente alcanzados y maximizados.

Definiendo una dieta baja en carbohidratos

El propósito de una dieta baja en carbohidratos es perder peso en unas pocas semanas y luego mantener el peso normal. Esta dieta se centra no sólo en la pérdida de peso, sino también en un cuerpo sano sin deshidratación ni pérdida de energía, protegiendo al cuerpo de problemas relacionados con la salud.

Los alimentos que necesitan ser reducidos o eliminados para disfrutar de los beneficios de una dieta baja en carbohidratos son los panes y cereales, las nueces, las frutas y verduras que contienen un alto porcentaje de azúcar natural, y los productos lácteos como el queso y la leche.

Los productores de alimentos no pueden etiquetar los alimentos como bajos en carbohidratos simplemente porque no existe una descripción autorizada o legal de los mismos.

Los alimentos bajos en carbohidratos no necesariamente contienen calorías. La reducción de la ingesta de carbohidratos debe ser reemplazada o complementada con proteínas y grasas saludables.

Los menús de alimentos bajos en carbohidratos están de moda en los restaurantes de todo el mundo y la gente está dispuesta a gastar dinero para comer tan deliciosas comidas.

Puede elegir una dieta baja en carbohidratos por encima de otras dietas debido a otras razones además de la pérdida de peso. Es posible que desee cambiar sus hábitos alimenticios o que tenga preocupaciones médicas y que le gusten los alimentos que se incluyen en este tipo de dieta cetogénica.

En mi opinión, una dieta baja en carbohidratos no es una dieta para lograr la pérdida de peso, sino un estilo de vida saludable. Por supuesto, le ayudará a reducir el peso, pero los beneficios para la salud asociados con dicha dieta pueden desencadenar un estilo de vida saludable.

Idealmente, las personas que siguen esta dieta deben aspirar a una meta específica de pérdida de peso semanalmente. Por ejemplo, uno puede tratar de perder alrededor de un kilo por semana.

Este es un paso importante si está buscando perder peso a través de cualquiera de las dietas bajas en carbohidratos. Servirá de punto de referencia con el que podrá comparar su progreso. Además, le ayudará a mantenerse enfocado.

La determinación es muy importante si decide seguir un plan de dieta, por supuesto que le ayudaremos con algunas recetas deliciosas en los capítulos siguientes, su propia fuerza de voluntad será muy importante. ¡El deseo de adoptar un estilo de vida saludable es vital si quiere ver resultados!

Es importante tener en cuenta que el porcentaje de carbohidratos en los alimentos también depende del tamaño y peso de la porción. Debe haber un conjunto de metas y reglas claramente definidas antes de comenzar a comer alimentos bajos en carbohidratos.

Estos objetivos sólo le ayudarán a lograr su objetivo de pérdida de peso deseado de manera efectiva. No es tan extenuante como parece. ¡Puede hacerlo!

Es sano hacer ejercicio físico. Comience a incorporar diferentes ejercicios a su rutina. Comience haciendo algunas flexiones y luego aumente sus ejercicios a medida que aumenta su resistencia...

Establezca algunas metas que desee alcanzar con ejercicios y luego recompénsese con algo que le guste por cada meta que alcance. Este pequeño truco le ayudará a mantenerse motivado.

Establecer una meta también le ayudará a alcanzar su objetivo deseado más rápido, ya que trabajará de una meta a otra.

Es posible que haya leído algunos mitos y afirmaciones acerca de los efectos de la dieta baja en carbohidratos, pero no están comprobados. Sin embargo, los estudios han demostrado sus efectos beneficiosos.

Las afirmaciones de que esta dieta hace que se almacenen más grasas en nuestro cuerpo han resultado ser incorrectas, ya que los estudios han demostrado que esta dieta no afecta directamente a las grasas. De hecho, los ingredientes utilizados en una dieta baja en carbohidratos son más saludables que los utilizados en las dietas altas en carbohidratos.

Una vez que la ingesta de carbs se reduce, las grasas se convierten en la fuente de energía, lo que resulta en la quema de una gran cantidad de grasa corporal. Sin embargo, la respuesta del cuerpo de las personas a las cantidades de grasas y a la reducción de carbohidratos es diferente, por lo que los efectos de esta dieta serán diferentes en cada uno de ellos.

El truco es planear su dieta de la mejor manera posible dependiendo de su tipo de cuerpo y cómo éste responde a los diferentes ingredientes de la dieta baja en carbohidratos.

La investigación también ha demostrado que dependiendo de si una persona tiene una buena o mala sensibilidad a la insulina, obtendrá resultados variados en una dieta baja en carbohidratos.

Por lo tanto, es importante guiar su cuerpo hacia el pedestal que está tratando de alcanzar de la mejor manera posible, estudiando su cuerpo y planificando una dieta y un régimen de ejercicios que se complementen de la mejor manera con su cuerpo.

PLAN EFECTIVO DE UNA DIETA BAJA EN CARBOHIDRATOS

La Dieta de Atkins

Coma sólo 20 gramos de carbohidratos al día. Sólo debe obtener el 10% de sus calorías provenientes de los carbohidratos. Coma alimentos ricos en proteínas como pescado, aves y carne. Elija verduras verdes que se incluyen en las ensaladas como el brócoli, el apio, los espárragos y el pepino.

NO coma pan, pasta, nueces, frutas o azúcar. Para el desayuno, puede comer salchichas, huevos revueltos y agua o té como bebidas. Desde el desayuno hasta la cena, las únicas bebidas recomendadas son té de hierbas, café, refrescos dietéticos y agua.

La ensalada y la carne asada son generalmente parte del almuerzo bajo en carbohidratos. Se permiten refrigerios, pero sólo hasta dos porciones al día.

- **El progreso de la pérdida de peso**

Agregue suficientes carbohidratos

comiendo verduras y semillas. Luego elimínelos poco a poco, pasando a las proteínas y los alimentos ricos en grasas.

Esta es una buena etapa hasta que pierda alrededor de 4,5 kilos (10 libras) del peso deseado. Los alimentos bajos en carbohidratos son la harina de coco, los huevos y los vegetales para ensalada como la coliflor. Las pastas y el arroz se pueden sustituir por verduras.

- **Pre-mantenimiento**

En esta etapa, debe estar muy cerca de alcanzar su peso ideal. Puede ingerir hasta unos 10 gramos de carbohidratos semanalmente, pero es necesario reducirlos cuando ya no esté perdiendo peso.

Hasta pasar más de un mes o exactamente un mes después de alcanzar el peso deseado, debe permanecer en esta etapa de la dieta y continuar con el mismo proceso.

- **Mantenimiento**

En esta etapa, continuará comiendo bajo en carbohidratos incluso después de alcanzar el peso deseado.

Los alimentos que generalmente se incluyen en las comidas diarias contienen carbohidratos dependiendo del tamaño de las porciones. Aquí hay unos cuantos ejemplos:

Un panqueque tiene **15 gramos** de carbohidratos. Una patata al horno con piel tiene **51 gramos** de carbohidratos. Una taza de cereal tiene **46 gramos** de carbohidratos.

Un vaso de leche baja en grasa tiene **12 gramos**.

Una taza de copos de maíz contiene **26 gramos** de carbohidratos. Un plátano **tiene 35 gramos** de carbohidratos mientras que media taza de lechuga tiene **1 gramo**.

Los alimentos anteriores se pueden consumir durante la primera etapa de la dieta Atkins, que se llama inducción. Recuerde <u>limitar la ingesta de</u>

carbohidratos a 20 gramos al día.
Al igual que la dieta Atkins, la dieta South Beach tiene como objetivo reducir la ingesta de carbohidratos y recurrir a las proteínas y grasas como fuentes de energía, pero la diferencia es que la dieta South Beach no permite el consumo de proteínas y alimentos ricos en grasas durante las primeras dos semanas…

HAY QUE INTENTARLO: DELICIOSAS RECETAS BAJAS EN CARBOHIDRATOS

Bueno, aquí están las recetas. Probablemente ya tenga hambre, así que he tratado de **_simplificar las recetas lo más posible_**. ¡Simple, rápido y sabroso!

No habrá 5 millones de recetas - lamento decepcionarlo. Más bien, le he proporcionado algunas recetas fáciles que le ayudarán a empezar de inmediato y definitivamente durarán un par de semanas - ¡si está dispuesto a experimentar un poco!

DELICIOSA CARNE ASADA ENVUELTA EN TOCINO BAJA EN CARBOHIDRATOS

Resumen:

Esta hermosa delicia hecha con tocino es una excelente receta para la cena familiar. Si piensa que tendrá que cocinar por separado para usted y su familia sólo porque está siguiendo un plan de dieta diferente, ¡está equivocado!

Los niños lo comerán con el mismo placer que usted. Una solución fácil después de un largo día de trabajo, el romero añadido a esta sencilla receta añadirá un aroma que le calmará y relajará.

Y no se olvide de añadir su propio toque a la receta, exprima un limón si lo desea, o añada unas cuantas zanahorias ¡de acuerdo a su gusto!

Ingredientes:

- 1kg de lomo de cerdo
- 200gr de tocino rebanado muy fino
- 1 taza de vino blanco, seco es lo mejor
- 2 cucharadas de romero fresco, picado finamente

- 1 cucharada de aceite de oliva
- Una pizca de pimienta
- Una pizca de sal
- Pimienta y sal al gusto

Instrucciones:

1. Asegúrese de que la carne esté a temperatura ambiente antes de empezar a prepararla.
2. Comience humedeciendo todos los lados de la carne con una pizca de sal.
3. Precalientar el horno a 190°C (375°F).
4. Usando toallas de papel, limpie suavemente la carne asada para eliminar parte de la sal y absorber la humedad.
5. Agregue un toque de sal en todos los lados de la carne asada.
6. Tomando sólo una cucharada de aceite de oliva, colóquela en una cacerola y caliéntela a fuego medio-alto.
7. Una vez que el aceite de oliva esté caliente, se añade la carne y se dora por todos los lados. Esto puede tardar hasta 10 minutos.
8. Retire la carne de la cacerola y colóquela en un plato.

9. Usando el romero finamente picado, unte la carne por todas partes.

10. Una vez aliñada con romero, tome el tocino y envuélvalo. El tocino puede solaparse y debe mantenerse en su lugar con una cuerda.

11. Poner el lomo primero en una bandeja y luego en el horno precalentado.

12. Cocine por aproximadamente 40 minutos, y utilice los jugos de la sartén para bañar la carne repetidas veces.

13. Con un termómetro de carne, cocine hasta que la temperatura interna alcance 63º C o145º F.

14. Saque el asado del horno, colóquelo en una bandeja o plato, use papel aluminio para cubrirlo.

Salsa:

1. Coloque la bandeja con los jugos de la carne en la hornalla y, a fuego lento, añada el vino blanco.
2. Empiece a quitar los restos del asado de la sartén.
3. Una vez raspado, coloque la combinación de vino y restos en un colador de malla fina sobre una cacerola para eliminar los trozos de carne asada y la grasa.
4. Calentar y servir.

Sugerencias de Presentación:

Colocar el deliciosoplato en una fuente a juego con la salsera para crear una presentación agradable.
 También puede espolvorear un poco de perejil para añadir color y mejorar la presentación a su gusto. Cuanto mejor se sirve la comida, ¡más apetitosa es!

Use Romero en sus recetas: El romero no sólo tiene un buen sabor, sino que también está repleto de nutrientes como hierro, calcio y vitamina B6.

Así que la próxima vez que incorpore romero a su receta, no sólo piense en el sabor que le dará a su receta. Piense en todos los beneficios para su salud.

¿Sabía que el romero es muy rico en antioxidantes? Los antioxidantes ayudan a prevenir las inflamaciones, mejoran la circulación sanguínea y proporcionan a su cuerpo una inmunidad adicional.

¿Quiere saber algo aún más emocionante? Se ha comprobado que el romero mejora la memoria y la concentración, por lo que es posible que desee cambiar a té de romero, en lugar del té común.

PLATO DE ATÚN CON QUESO DERRETIDO

Resumen:

Otra deliciosa receta hecha con un poco de crema y queso para tratar sus papilas gustativas, esta es una receta clásica baja en carbohidratos sin pan ni pasta. Como mencioné, usted ha recibido algo que le hará olvidarse de tomar cualquier alimento básico.

El atún utilizado le da a esta cremosa receta un toque mediterráneo que saboreará durante mucho tiempo y la frescura de los tomates le dará el color perfecto a esta exquisita receta.

Ingredientes:

- 1 lata de atún blanco en agua, 6oz
- 1/4 taza de apio picado
- 1/4 taza de mayonesa
- 1/3 taza de crema agria
- 1 cucharadita de mostaza en polvo
- 1/2 cucharadita de cebolla en polvo
- 1/4 cucharadita de tomillo fresco
- 1/4 cucharadita de eneldo fresco
- Una pizca de sal

- 1/2 taza de su queso favorito, rallado
- 1/2 tomate fresco

Instrucciones:

1. Abrir y escurrir el atún.
2. Excepto por el queso y el tomate, agregue todos los ingredientes al atún y revuelva.
3. Cubra bien los ingredientes y cocine en el microondas durante 3 minutos.
4. Retirar, añadir el queso y el tomate cortado en rodajas.
5. Cocine en el microondas durante un minuto más.
6. Retire y deje reposar el plato entre 1 y 2 minutos.

Sugerencias de Presentación:

Pruebe este plato con una variedad de pescados. También agregue un poco de lechuga para un crujido extra.
Alternativamente, puede intentar hornear los ingredientes para una cena caliente y agradable.

El atún es bueno para usted:
Se aconseja comer pescado por lo menos una vez a la semana para mantener los niveles de omega 3 que se encuentran en los mariscos. De todos los peces del mar, el atún no sólo es el más fácil de conseguir, sino que también tiene que ver con la nutrición.

BRÓCOLI SELLADO CON UN TOQUE DE LIMÓN

resumen:

Esta receta hará que se enamore de las hojas verdes. Con un toque de limón, esta receta muy simple con ingredientes aún más simples es un refrigerio maravilloso para la noche.

Incluso puede guardarlo como guarnición para el plato principal.

Recuerde que está sustituyendo el pan y la pasta por verduras para su dieta baja en carbohidratos. Esta es la verdura perfecta para mezclar y combinar con su plato principal favorito.

Ingredientes:

- 4 tazas de cogollos de brócoli fresco
- 1 cucharada de aceite de oliva
- 1/4 cucharadita de sal
- Pimienta molida al gusto
- Rodajas de limón fresco

Instrucciones:

1. Precalentar el horno a 230° C.

2. En un recipiente grande, coloque los cogollos de brócoli y mezcle con el aceite, la sal y la pimienta.

3. Coloque los ramilletes de brócoli recubiertos en una bandeja para hornear.

4. Asar en el horno durante 10 minutos hasta que el brócoli se oscurezca por debajo y se ablande.

5. Corte el limón en rodajas para servirlo con el brócoli.

Sugerencias de Presentación:

Perfecto para acompañar pollo o carne. Esta receta también puede ser un platillo servido con una variedad de otros platos para hacer una comida.

 Agregue un poco de orégano y albahaca para darle a la receta un toque italiano, o añada una pizca de salsa de soja para darle un sabor extra, ¡todo a su gusto!

Beneficios del brócoli en la salud: Es una verdura verde extremadamente saludable, el brócoli está lleno de fibra y vitamina C.

Una excelente manera de prevenir la osteoartritis, esta verdura, como todas las verduras verdes, viene con numerosos beneficios para la salud. No sólo protege la piel contra los rayos UV, sino que también la desintoxica. De hecho, muchas celebridades utilizan el brócoli en un régimen de desintoxicación.

Es altamente recomendado para pacientes con diabetes que luchan con enfermedades cardíacas inminentes. El brócoli, milagrosamente, estimula la recuperación del daño cardíaco causado por la diabetes.

¡Y usted pensó que no podía comer azúcar en su dieta baja en carbohidratos! Recuerde, una dieta baja en carbohidratos se maneja eficazmente con diferentes componentes. La lucha es perder peso, ¡no morirse de hambre!

Así que dese el gusto con los maravillosos duraznos que acaban de llegar al mercado. Con un toque de jugo de limón, este exótico postre es la forma más fácil de complacerlo después de una larga y agotadora sesión de entrenamiento.

UN POSTRE DE DURAZNO

Ingredientes:

- Aproximadamente 1/2 kg o 4 duraznos de temporada
- 1 cucharada de azúcar
- 1/2 cucharadita de jugo de limón

Instrucciones:

1. Precalentar el horno a 220ºC.
2. Con un cuchillo afilado, corte cada durazno por la mitad y descarte el carozo.
3. En un recipiente grande, coloque los duraznos con el jugo de limón y mezcle los duraznos hasta que estén completamente remojados.
4. Agregue el azúcar y mezcle una vez más.
5. En una fuente para hornear, coloque los duraznos con el lado cortado hacia arriba.
6. Asar en el horno durante aproximadamente 20 minutos hasta que estén tiernos.
7. Si los jugos de la sartén se queman, simplemente añada un poco de agua y cubra la bandeja de hornear con papel de

aluminio.

Sugerencias de Presentación:

Si le gustan los postres más elegantes, decore los duraznos. Rellénelos con un sabroso queso de ricota para que su postre estalle.

También puede agregar más color a su receta con más frutas. Use cerezas y piñas y cree su propio estilo.

Duraznos celestiales:

Los duraznos no sólo son sabrosos, sino que también proporcionan grandes beneficios para el cuerpo. Rico en vitamina E, vitamina K y potasio, el durazno también tiene cantidades saludables de magnesio, fósforo y cobre que el cuerpo necesita.

Las investigaciones han demostrado que el durazno previene el cáncer al combatir la acumulación de células cancerosas en el cuerpo.

Además, los duraznos son excelentes para el corazón. Reducen el riesgo de enfermedades cardiovasculares en el cuerpo y mantienen el funcionamiento saludable del corazón.

ALUCINANTES ARÁNDANOS CON CREMA DE LIMÓN

Resumen:

Otro delicioso postre para añadir a su lista de recetas bajas en carbohidratos, esta es una combinación ideal de ácido y dulce. La adición del yogur no sólo reduce la cantidad de calorías de la receta, sino que también añade un sabor único cuando se mezcla con miel.

Ingredientes:

- 100grs. de queso crema bajo en grasa
- 3/4 taza de yogur de vainilla
- 1 cucharadita de miel
- 2 tazas de arándanos frescos
- 2 cucharaditas de ralladuras de limón

Instrucciones:

1. En un recipiente mediano, desmenuce el queso crema con un tenedor.
2. Añadir el yogur y la miel al queso crema.
3. Batir con una batidora en la velocidad más alta.

4. Cuando la mezcla esté cremosa y esponjosa, añadir las ralladuras de limón.

5. En tazones pequeños cree capas, alternando los arándanos con la crema de limón.

6. Sirva inmediatamente o cubra y refrigere

Sugerencias de Presentación:

Para darle un toque de glamour, sirva este postre en una copa de vino o en un recipiente transparente. Las capas se verán elegantes y harán de su postre un favorito para una fiesta o cena.

Añada un poco de crujido encima para que la receta destaque. Recuerde, ¡un poco es suficiente!

Como alternativa, también puede probar este postre con una variedad de frutas diferentes. Yo recomendaría el uso de las frutas de temporada, lo que significa que para cada temporada tiene una variación diferente.

La acidez del limón:

¿Sabía que los limones se han utilizado durante décadas como un eficaz agente reductor de peso? Un vaso de agua caliente con un limón exprimido y un chorrito de miel por la mañana es una famosa receta utilizada por personas con bajo metabolismo para desencadenar la pérdida de peso.

¿Sabía también que el limón está lleno de vitamina C? ¡Es ideal para la piel! La gente la ha usado como una aplicación directa en la cara para mejorar la piel.

De hecho, muchas empresas de cosmética utilizan el extracto de limón en la fabricación de diferentes cremas y jabones faciales.

¡Es tan bueno en su aplicación como en su consumo!

CHULETA DE CERDO BRITÁNICA CON SALSA CUMBERLAND

Resumen:

Preparado con la increíble mostaza Dijon, esta receta de cerdo es una excelente variación de su lista de menú.

No sólo saciará su hambre, sino que llevará a sus papilas gustativas en un viaje de placer. Con el ácido vinagre de vino tinto, esta receta se ve maravillosa en un ambiente romántico.

Ingredientes:

- 1 cucharadita de aceite de oliva virgen
- 2 chuletas de cerdo deshuesadas en rodajas finas
- Un poco de sal
- Una pizca de pimienta recién molida
- 1 chalote pequeño picado
- 1/2 taza de vino tinto seco
- 1/2 cucharadita de maicena
- 1 1/2 cucharaditas de vinagre de vino tinto
- 1/2 cucharadita de mostaza Dijon

Instrucciones:

1. En una cacerola, caliente el aceite de oliva a fuego medio-alto.
2. Aliñar las chuletas de cerdo con una pizca de sal y pimienta recién molida.
3. Coloque las chuletas de cerdo en la sartén, cocinando hasta que ya no estén rosadas por dentro y estén doradas por todos lados.
4. Saque las chuletas de la sartén y colóquelas en un plato cubierto con papel aluminio para mantener el calor.
5. En la misma sartén, agregar el chalote, y cocinar hasta que se ablande, aproximadamente 30 segundos.
6. Añadir el vino tinto al chalote ablandado y llevar la mezcla a hervor, mezclando constantemente.
7. Hervir durante 2 a 3 minutos o hasta que sólo haya aproximadamente 2 cucharadas de mezcla en la sartén.
8. En un tazón separado, junte la maicena y el vinagre y mézclelos.
9. Una vez mezclado, agregue la mezcla de maicena y vinagre a la salsa.
10. Continúe cocinando la salsa,

revolviendo constantemente, hasta que tenga un aspecto cristalino y comience a espesar.

11. Retirar la salsa del fuego, añadir la mostaza y las posibles gotas de la carne de cerdo.

12. Sirva con una sonrisa.

Sugerencias de Presentación:

A sus invitados les encantará este plato de cerdo y salsa Cumberland cuando se combina con un acompañamiento de batatas y calabacines recién cocinados sazonados con sal y pimienta.

Use carne de res o de cordero en lugar de carne de cerdo para variar. Incluso se puede lograr la receta con pollo, es decir, ¿quién puede detenerlo? Puede elegir tantas variaciones como quiera e incluir su propia receta innovadora.

Calabacín – una verdura deliciosa que NO puede faltar:

El calabacín es rico en vitamina C, un oxidante soluble en agua, la vitamina C se disuelve en los fluidos corporales y protege a las células del cuerpo de los radicales libres que pueden estimular el crecimiento canceroso de las células.

La luteína en el vegetal promueve la buena vista y el magnesio promueve el desarrollo del tejido óseo sano.

En definitiva, ¡incluya el calabacín en su

dieta junto con todas las demás verduras para una vida saludable!

SALTEADO DE BRÓCOLI, JENGIBRE Y SÉSAMO

Resumen:

Cocinado con sésamo, esta maravillosa combinación de jengibre y semillas de sésamo es una receta clásica.

Elaborado con cogollos de brócoli seco, esta combinación única de sésamo y brócoli le dejará satisfecho.

Una receta ideal para todos los amantes de la comida que siguen una dieta baja en carbohidratos, esta receta es única y con clase, ¡seguro que saciará sus papilas gustativas!

Ingredientes:

- 1 cucharada de semillas de sésamo
- 1/2 taza de caldo vegetal
- 1 cucharada de salsa de soja
- 1 cucharada de aceite de sésamo oscuro
- 1 Gota de aceite de canola
- 500grs de cogollos de brócoli lavados y secos
- 1 cucharada de ajo picado
- 1 cucharada de jengibre picado

Instrucciones:

1. En la hornalla, caliente una sartén antiadherente a fuego medio y añada las semillas de sésamo.

2. Asegúrese de que las semillas se cocinen en una sola capa hasta que se tornen de color marrón claro.

3. Coloque las semillas ligeramente doradas en un recipiente pequeño y déjelas por ahora.

4. En otro tazón pequeño combine el caldo vegetal, la salsa de soja y el aceite de sésamo oscuro y coloque este tazón a un lado

5. Usando una cacerola grande con tapa, caliente el aceite de canola a fuego medio a alto.

6. Una vez caliente, mezcle los cogollos de brócoli en la sartén con el aceite, asegurándose de que estén cubiertos.

7. Saltee el brócoli durante 1 minuto y luego agregue el jengibre y el ajo en el centro de la sartén, rodeado por el brócoli.

8. Agregue más aceite sólo al jengibre y al ajo en el centro, cocinando por un minuto

antes de mezclar con el brócoli.

9. A esta sartén se le añade la mezcla de caldo, llevar a ebullición, tapar y reducir el fuego.

10. Cocine por 3 minutos o hasta que un tenedor pueda perforar el brócoli pero todavía esté firme.

11. Transfiera el brócoli a un recipiente y ponga la sartén a fuego alto y hierva el líquido restante hasta que casi no quede nada. Sólo deben quedar unas pocas cucharadas.

12. Coloque el brócoli de nuevo en la sartén con el fuego apagado.

13. Agregue las semillas a la sartén y mezcle antes de servir.

Sugerencias de Presentación:

Este plato es delicioso cuando se combina con una pechuga de pollo perfectamente sellada. Cubra el pollo con parmesano rallado y tendrá una comida para morirse.

Alternativamente, utilice pescado para reemplazar el pollo y disfrute de la nueva combinación.

Sésamo para la salud consciente: Las semillas de sésamo son una excelente fuente de cobre y también una muy buena fuente de magnesio.

Las semillas de sésamo también tienen un alto contenido de calcio que promueve el crecimiento saludable del cuerpo y previene la osteoporosis.

Con grandes contenidos de fibra dietética, este ingrediente es un gran remedio para evitar el estreñimiento.

Sin olvidar que las semillas de sésamo se utilizan igualmente, no sólo en recetas de platos principales y entrantes, sino también en la elaboración de postres muy deliciosos. ¡Así que no se olvide de aprovechar esta pequeña y nutritiva maravilla!

GALLETAS DULCES BAJAS EN CARBOHIDRATOS

Resumen:

Una delicada mezcla de crémor tártaro y azúcar (usando un sustituto de azúcar para disfrutar del postre y evitar las calorías extras) esta exótica receta de galletas le cautivará por su exquisitez.

¡Confíe en mí!

Se le antojarán estas galletas bajas en carbohidratos y las elegirá sobre las galletas regulares de alto contenido en carbohidratos y grasas de venta libre.

Ingredientes:

- 1 y 1/2 cucharaditas de gelatina de fresa en polvo sin azúcar
- 1 taza de azúcar sustituta
- 6 claras de huevo
- 1/4 cucharadita de crémor tártaro
- 1/4 cucharadita de sal

Instrucciones:

1. Encienda el horno a 120 °C o 250 °F.
2. Use 2 bandejas grandes para hornear

galletas y cúbralas con papel de hornear.

3. En un tazón, mezcle la gelatina con el azúcar.

4. En un recipiente más grande batir las claras de huevo con una batidora eléctrica añadiendo el crémor tártaro y la sal.

5. Una vez que los huevos se puedan modelar en picos rígidos, añada lentamente la mezcla de gelatina y azúcar.

6. Agregue sólo una cucharada a la vez de la mezcla de gelatina y azúcar para asegurarse de que esté bien mezclada.

7. Con una cuchara grande, coloque en las bandejas de hornear pequeñas gotas de la mezcla de merengue.

8. Hornear durante aproximadamente 1hora y media.

9. Cocinar hasta que las galletas estén secas y endurecidas, asegurándose de no abrir el horno durante el período de cocción.

10. Cuando las galletas estén listas, apague el horno y abra la puerta.

11. Deje las galletas en el horno hasta que se enfríen.

12. Una vez enfriadas, retirar las galletas

de las bandejas y servir.

13. Las galletas que no se devoran inmediatamente deben almacenarse en un recipiente hermético.

Sugerencias de Presentación:

Para un sabor diferente en cada ocasión, trate de usar un sabor diferente de gelatina en polvo sin azúcar. También puede servir estas deliciosas galletas de merengue con fresas cortadas para acentuar el sabor.

Alternativamente, use diferentes frutas para obtener nuevos y fascinantes sabores.

La bondad de las fresas:
Las fresas NO contienen grasas saturadas ni grasas trans. Son ideales para la elaboración de postres; no sólo añaden el color y el sabor adicionales, sino que actúan como una fuente ideal de vitamina C.

Con un alto contenido de antioxidantes, las fresas ayudan a su cuerpo a combatir enfermedades y lo protegen de la baja inmunidad.

¡Las fresas también tienen una cantidad considerable de proteínas, calcio y hierro!

MONUMENTAL PAN DE CARNE

Resumen:

Elaborado con carne molida y kétchup, esta es la típica receta sacada directamente del libro de recetas de la abuela. ¡¡Una delicia para todos los amantes de la carne!

Esta receta seguro que entusiasmará a toda la familia con su toque clásico. ¡También es muy fácil de hacer!

Ingredientes:

- -700grs. de carne molida
- - 1 1/4 cucharadita de sal
- - 1 huevo
- - Una pizca de pimienta
- - 1 taza de pan rallado
- - 1/2 taza de leche
- - 1/3 taza dekétchup
- - 1 cucharada de cebolla en polvo

Instrucciones:

1. Encienda y caliente el horno a 175°C o 350°F.

2. Usanco un molde de 20cm x 10cm, engrase ligeramente y deje a un lado.

3. En un tazón grande, agregue la carne molida, el huevo, el pan rallado y la sal. Mezclar bien.

4. Luego vierta la leche y luego agregue el kétchup y la cebolla en polvo. Termine con una pizca de cebolla en polvo.

5. Poner la mezcla en la fuente preparada, haciéndola encajar a los lados de la misma.

6. Use el resto del kétchup para esparcirlo en la parte superior del pan.

7. Colocar en el horno durante 1 hora. Una vez cocido, retirar del horno y dejar reposar durante 5 minutos.

Sugerencias de Presentación:

Una comida deliciosa y fácil de preparar, trate de servir el pan de carne con un acompañamiento bajo en carbohidratos. Los espárragos al vapor o la coliflor asada hacen que esta comida sea completa.

También puede intentar combinarlo con los sabrosos manjares que hemos compartido con usted durante el transcurso de las recetas.

Alternativamente, prepare un poco de cuscús y sirva su carne sobre una cama de cuscús fresco y crujiente.

SABROSO REVUELTO DE SALCHICHAS DE LA TÍA SALLY

Resumen:

El favorito de los tejanos, esta receta de salchicha es increíblemente fácil y deliciosa. ¡Puede prepararlo después de un largo día de trabajo y darse un capricho!

La opción de la ricota baja en calorías lleva la receta a un nuevo nivel y añade un toque moderno a la receta clásica.

Ingredientes:

- 200grs. de salchicha para el desayuno (salchicha de cerdo americana)
- 1 1/2 tazas de papas ralladas
- 2 cucharadas de mantequilla
- 170grs de queso cheddar suave rallado
- 1/4 cucharada de cebolla en polvo
- 450grs de ricota
- 2 huevos grandes

Instrucciones:

1. Encienda y precaliente el horno a 190°C o 375°F.

2. Usando un molde cuadrado de 25 x 25 x 5 cm, cubra ligeramente todos los lados y el fondo con aceite en aerosol.

3. En una sartén honda, cocine la salchicha a fuego medio hasta que se dore uniformemente por fuera.

4. Una vez dorada, se retira la salchicha, se desmenuza y se aparta.

5. En la fuente cuadrada para hornear, mezcle las papas y la mantequilla y termine forrando los lados y el fondo de la sartén con la mezcla.

6. En otro recipiente mezcle la salchicha, el queso, la ricota, los huevos y la cebolla en polvo.

7. Una vez que esté bien mezclado, vierta la combinación de salchichas sobre la mezcla de papas.

8. Coloque la fuente en el horno y cocine durante 1 hora.

9. Retire el recipiente del horno y déjelo reposar durante 5 minutos antes de disfrutarlo.

Sugerencias de Presentación:

Este plato es una gran opción para un desayuno especial de cumpleaños o para las fiestas. Sirva con frutas frescas en rodajas y disfrute.

Alternativamente, use batatas en lugar de las papas normales para darle un nuevo toque. Use perejil o cilantro para decorar.

LA MEZCLA DE CHAMPIÑONES Y JUDÍAS VERDES DE MAMÁ

Resumen:

Mezclada con champiñones, esta sabrosa combinación de judías y zanahorias es una excelente solución rápida para las madres trabajadoras.

Otra receta clásica, esta le servirá para satisfacer sus antojos. Pruébelo con diferentes variedades de judías y disfrute de la receta clásica.

Ingredientes:

- 200 grs. de judías verdes frescas
- 2 zanahorias frescas
- 1 cebolla en rodajas
- 200 grs de champiñones frescos
- 1 cucharadita de sal
- 1/2 cucharadita de ajo en polvo

Instrucciones:

1. Cortar todas las judías verdes en trozos de varios tamaños.
2. Cortar las zanahorias en rodajas finas.
3. En una olla grande, hervir 2 tazas de

agua y luego agregar las judías y las zanahorias.

4. Cubrir la olla y cocinar las verduras hasta que estén firmes pero también tiernas.

5. En una sartén grande, derretir la mantequilla a fuego bajo o medio.

6. Saltear los champiñones añadiendo el ajo en polvo a la sartén.

7. Una vez que los champiñones estén casi tiernos, agregue los frijoles, las zanahorias y sazone con sal.

8. Vuelva a tapar la sartén y cocine por 5 minutos a fuego lento.

9. Retirar del fuego, dejar reposar un minuto y servir.

Sugerencias de Presentación:

Un delicioso plato vegetariano que mamá se enorgullece de compartir. Mamá dice que puedes usar aceite de oliva en vez de mantequilla para hacer este plato.

Como dije, agregue las diferentes variedades de judías y disfrute de los diferentes colores y sabores que traerá a su mesa.

Alternativamente, también puede utilizar diferentes tipos de champiñones y añadir diferentes colores y texturas a su receta.

Beneficios de incorporar las judías a su vida:

Usted tiene la opción de elegir entre una amplia variedad de judías que están disponibles en el mercado. Pruebe diferentes tipos y elija su favorito.

Los frijoles son una excelente alternativa al pan y la pasta. Son llenadoras y nutritivas. Con un alto contenido de fibra, las judías ofrecen un estilo de vida saludable.

Incluso después de que haya terminado con la dieta baja en carbohidratos y no quiera perder más peso, este sustancioso ingrediente en su receta le ayudará a seguir la dieta baja en carbohidratos y le ayudará a mantener su peso.

Los frijoles también son ricos en proteínas, razón por la cual son un ingrediente ideal en dietas ricas en proteínas.

APERITIVO DE CHAMPIÑONES

Resumen:

Un entrante ideal antes de un plato principal picante, esta receta es una de las más fáciles de preparar. ¡Se necesitan prácticamente quince minutos para cocinar!

Así que la próxima vez que sus hijos estén esperando comida en la mesa, haciendo su vida miserable, elija esta receta y hágala en 15 minutos.

Ingredientes:

- 12 champiñones frescos enteros
- 1 cucharada de aceite vegetal
- 1 cucharada de ajo picado
- 200grs de queso crema suave
- 1/4 taza de queso parmesano
- 1/4 cucharadita de pimienta

Instrucciones:

1. Calentar el horno a 175°C o 350°F.
2. Prepare los champiñones limpiándolos con una servilleta de papel húmeda, quitando el extremo duro del tallo y

cortando finamente el resto.

3. En una sartén grande, caliente el aceite a fuego medio y añada el ajo y los tallos. Saltear hasta que toda el agua se haya evaporado sin quemar el ajo.

4. Cuando la mezcla se haya enfriado, mezclar con el queso crema y el parmesano. Añada la pimienta al final.

5. Tome la mezcla y vierta un poco en cada tapón de champiñón.

6. Rocíe una bandeja para hornear con aceite en aerosol y coloque las tapas en ella.

7. Hornear durante 15 minutos.

Sugerencias de Presentación:

Si utiliza este increíble plato para una fiesta, hágalo con un día de anticipación. Preparar todo y luego cubra con un envoltorio apretado, coloque en el refrigerador hasta que esté listo para hornear.

Beneficios de los champiñones: Los hongos tienen selenio, que es excelente para la vejiga. ¿Sabía usted que los hongos producen vitamina D cuando se exponen a la luz solar?

¡Así es! ¡Igual que nosotros! La vitamina D ayuda a que el calcio se absorba en los huesos y previene la osteoporosis.

Es vital que usted tenga suficientes niveles de vitamina D en su cuerpo, si no la tiene, entonces necesita empezar a tomar suplementos o comer más alimentos, como champiñones, para nutrir su cuerpo con la cantidad requerida de vitamina D.

La deficiencia de vitamina D en su cuerpo puede hacer que la ingesta de calcio sea nula. En su lugar, el calcio comenzará a depositarse en su cuerpo en los lugares equivocados.

Los hongos también son una buena fuente de hierro. Lo más importante es que son muy bajos en calorías, lo que significa que son un ingrediente ideal en sus recetas bajas en carbohidratos.

FANTASMAGÓRICAS SEMILLAS DE CALABAZA

Resumen:

Una combinación única, esta nueva receta le permitirá saborear todo lo bueno de las semillas de calabaza y el ajo en polvo.

Una solución simple y rápida, esta increíble receta le permitirá explorar los diferentes sabores todos juntos.

La margarina es otro giro a esta receta, a diferencia del aceite; la margarina añade un pequeño giro a la receta clásica de semillas de calabaza.

Ingredientes:

- 1 1/2 cucharada de margarina
- 1/2 cucharadita de sal
- 1/8 cucharadita de ajo en polvo
- 2 cucharaditas de salsa Worcestershire
- 2 tazas de semillas de calabaza enteras

Instrucciones:

1. Caliente el horno a 135°C/275°F.
2. Mezcle todos los ingredientes y coloque la mezcla en una fuente para horno de

vidrio poco profunda.

3. Hornee durante una hora asegurándose de remover las semillas de vez en cuando.

4. Retirar y disfrutar.

Sugerencias de Presentación:

Este es un increíble plato festivo bajo en carbohidratos para el otoño o para Halloween. Para un Halloween aún más saludable, use aceite de oliva en lugar de margarina. También puede usar salsa de soya en lugar de la salsa Worcestershire. El sabor será diferente, pero no menos bueno.

También puede intentar servir estas espeluznantes semillas de calabaza justo antes de la cena, como entrada, o usarlas como tentempié. Ya que son bajos en calorías y se le permiten dos refrigerios en la dieta baja en carbohidratos que está siguiendo, ¡esto puede ser un gran refrigerio!

Los numerosos beneficios de las semillas de calabaza:

Las semillas de calabaza son uno de los alimentos más saludables. Ricas en minerales como el zinc, la OMS recomienda una ingesta regular de las nutritivas semillas de calabaza.

Las semillas de calabaza no sólo nos proporcionan vitamina E, sino que también nos proporcionan vitamina E en una amplia diversidad de formas. Es beneficioso tomar una amplia variedad de vitamina E, en lugar de tomar sólo una.

¿Sabía usted que el tiempo recomendado para tostar las semillas de calabaza no es más de 20 minutos? Por lo tanto, si las tuesta durante más tiempo del recomendado, es posible que deje de consumir los mejores beneficios del producto.

SALSA DE TOMATE QUE SEDUCE EL ESTÓMAGO

Resumen:

¿Ha estado pensando en hacer su propia pasta en casa? ¿Está cansado de comprar salsa en la tienda? ¡Entonces tiene que probar esta receta!

Con una cantidad controlada de calorías, a diferencia de las botellas de salsa que se encuentran en las tiendas, esta sencilla receta le ayudará a crear una salsa saludable, ¡ideal para acompañar sus comidas!

Ingredientes:

- 2 tomates frescos finamente picados
- 1/2 taza de cebolla picada
- 5 chiles serranos picados
- 1/2 taza de cilantro picado
- 1 cucharadita de sal
- 2 cucharaditas de jugo de limón

Instrucciones:

1. Simplemente mezcle todos los ingredientes en un tazón grande y deje

reposar en el refrigerador por una hora antes de usar.

Sugerencias de Presentación:

Esta salsa con trozos puede ser modificada para aquellos que prefieren una salsa más suave. Simplemente mezcle los ingredientes hasta que no queden más trozos.

Alternativamente, puede agregar una variedad diferente de pimientos en su salsa, sólo asegúrese de cortarlos en pedacitos.

¡Sírvala con sus comidas favoritas y disfrute!

HUMMUS DE TARAREO FELIZ

Resumen:

Famosa entre los árabes, esta receta tradicional de humus se hace con garbanzos para darle un toque moderno.

Un clásico favorito con el pan de pita, esta receta ofrece una textura excepcionalmente suave. Es muy famosa por comerse con el pollo asado árabe.

Si sigue una dieta baja en carbohidratos, es posible que desee saltarse el pan de pita e ir con un acompañamiento de verduras mixtas con pollo asado.

Ingredientes:

- 1 diente de ajo
- 500grs o 1 lata de garbanzos
- 4 cdas. de jugo de limón
- 2 cucharadas de tahini (pasta de sésamo)
- 1 cucharadita de sal
- 1 cda. de aceite de oliva

Instrucciones:

1. Agregue a la trituradora el ajo picado y los garbanzos, dejando una cucharada

pequeña para completar el plato más tarde.

2. Agregue el jugo de limón, el tahini y la sal. Mezclar hasta que la mezcla esté cremosa.

3. Vierta la mezcla en un recipiente decorativo para servir.

4. Vierta un poco de aceite de oliva encima y use la cucharada pequeña de garbanzos para adornar.

Sugerencias de Presentación:

Sirva este plato con pan de pita bajo en carbohidratos, ¡hace que este Humus le haga tararear!

Como dije antes, sírvalo con pollo asado y le fascinará el humus hecho en casa.

Garbanzos para los que siguen una dieta baja en carbs:
Los garbanzos han demostrado ser el ingrediente favorito para aquellos que buscan perder peso. Los estudios han demostrado que los individuos estaban más satisfechos con su comida cuando se incluían los garbanzos en la receta.

Estos granos tienen un alto contenido de fibra, por lo que le hacen sentir más lleno durante más tiempo. Ayudan a frenar el antojo que se siente entre las comidas.

Más importante aún, los garbanzos también tienen un alto contenido de folato. El folato es soluble en agua, por lo que no se adhiere a su cuerpo.

PANQUEQUES DE COCO

Resumen

Los panqueques de coco son una excelente delicia para las papilas gustativas. Con el aroma calmante del coco, esta receta es una buena merienda tanto para los niños como para los adultos.

La receta también utiliza el plátano, una combinación diferente que no hemos visto en el libro.

Si está dispuesto a probar algo nuevo, ¡esta es la receta para usted!

Ingredientes:

- 2 huevos grandes
- 3 cucharadas de leche de coco entera
- 1/2 plátano maduro triturado (aproximadamente 2 cucharadas)
- 1/2 cucharadita de vinagre de manzana
- 1/2 cucharadita de extracto de vainilla
- 1 1/2 cucharadas de harina de coco orgánica [el autor recomienda la marca Bob's Red Mill]
- 1/2 cucharadita de canela
- 1/4 cucharadita de bicarbonato de sodio

- 1 pizca de sal
- aceite de coco (para freír)

Instrucciones:

Mezcle los huevos, la leche de coco, el puré de plátano, el vinagre de manzana, el extracto de vainilla y el resto de los ingredientes. Poner un poco de mantequilla en una sartén y añadir una cucharada de la mezcla. Dejar cocer unos 30 segundos de cada lado.

Sugerencias de Presentación: Asegúrese de aumentar el atractivo colocando los panqueques en un plato decorativo.

¡No se olvide de decorar los panqueques con algún ingrediente de su elección!

Ya que estamos usando plátano en este caso, ¡cortar algunos trozos de plátano y cubrirlos con eso! ¡Bon Appetite!

El coco y la salud:
El coco ha demostrado ser un ingrediente muy común en los hogares; cómalo crudo, bébalo o prepare recetas como ésta, ¡el coco, con todos sus beneficios para la salud, es una elección perfecta!

Muy ricos en vitamina A, los cocos son muy buenos para los ojos. También se utilizan para estimular el crecimiento del cabello y las uñas, razón por la cual se utilizan como un ingrediente eficaz en diferentes gamas de champús, aceites capilares y productos faciales.

REVUELTO TEJANO

Resumen:

La deliciosa receta utiliza las muy sanas espinacas para que el plato destaque.

Una receta fácil y sencilla que es perfecta para el desayuno y el brunch. Puede hacer uso de su propia salsa casera en esta receta, si no quiere la marca de salsa que se menciona.

Ingredientes:

- 5 huevos
- 2 cucharadas de agua
- 1/8 taza de pimiento verde picado
- 1/8 taza de cebolla morada picada
- 2 tomates cherry, cortados en cubitos
- 1/2 taza de espinacas congeladas, descongeladas y escurridas
- 5 rebanadas de pimiento jalapeño, picado
- 1 rebanada de queso con pimienta (o cheddar)
- 2 cucharadas de salsa marca Pace

Instrucciones:

Use una sartén o cacerola a fuego medio y agregue un poco de aceite. Mezclar todos los ingredientes (excepto el queso) y añadirlos. Añadir el queso cuando el resto haya alcanzado la consistencia deseada. Apague el fuego y déjelo reposar durante 3 minutos. Puede agregar un poco de salsa y tocino.

Sugerencias de Presentación: Asegúrese de que se vea presentable. El hermoso color verde debe ser utilizado con eficacia y servir en una cubertería blanca agradable.

Para dar un aspecto fresco, esparza hojas de perejil por encima.

Las espinacas dan fuerza: ¿Alguna vez vio Popeye? ¿Qué piensa que hacían las espinacas? Así es, le daban fuerza. Es exactamente lo que las espinacas harán por usted.

Como todas las verduras verdes, las espinacas son muy ricas en vitaminas y minerales que ayudan al crecimiento del cuerpo y aumentan el nivel de inmunidad.

Los antioxidantes que se encuentran en las espinacas ayudan al cuerpo a combatir el crecimiento canceroso, permitiendo así un crecimiento saludable.

La espinaca es altamente recomendada en las dosis apropiadas semanalmente.

ENSALADA DE POLLO

Resumen:

La receta tradicional del pollo es un deleite bajo en calorías que hará que se le haga agua la boca.

Una receta fácil, buena para cualquier día, ¡usa huevos, pollo y queso! Llena de nutrición, esta ensalada es un excelente ejemplo de una dieta baja en carbohidratos.

Combina bien con cualquier plato principal, ¡también es un entrante ideal!

Ingredientes:

- 1 pechuga de pollo deshuesada, a la plancha
- 110grs de lechuga picada, aproximadamente 2 tazas
- 1/2 tomate pequeño
- 15grs de queso suizo, en juliana
- 1-2 trozos de tocino crujiente, desmenuzado
- 1/2 huevo duro, cortado por la mitad
- 2 cucharadas de aderezo ranchero

- Una pizca de pimienta
- Una pizca de perejil fresco picado, opcional

Instrucciones:

Primero, ase el pollo a la parrilla y luego córtelo o rebánelo como desee. Cubrir el plato con lechuga y poner encima el pollo y el resto de los ingredientes (después de cortarlos en trozos pequeños). Opcional: sazone con sal/especias o exprima el jugo de un limón.

Sugerencias de Presentación:

Usted no necesita hacer mucho esfuerzo para preparar esta receta. Sólo use un tazón blanco y sírvalo. Se terminará incluso antes de que se sirva.

También puede agregar croutones a la receta para la familia. Dado que usted está en una dieta baja en carbohidratos, es posible que desee evitarlo, pero su familia definitivamente se merece unas cuantas piezas.

Huevos para su salud:

Este artículo básico de aves de corral es una parte regular de nuestra compra. Pero, ¿cuántos de nosotros usamos la cantidad recomendada de este alimento reforzado con proteínas?

No muchas personas consumen la cantidad necesaria de huevos en su dieta. Los huevos están llenos de proteínas y estimulan el crecimiento en el cuerpo.

Aquellos que luchan con el colesterol alto se recomienda que sólo usen la parte blanca del huevo. ¿Sabía que el 90% del colesterol del huevo está en la yema?

Así que la próxima vez que vaya de compras al supermercado, elija algunos huevos y disfrute de todos los beneficios de este alimento.

ENSALADA DE CAMARONES Y PALTA

Resumen:

Otra ensalada hecha con la suave textura del aguacate, esta receta utiliza camarones por todas sus saludables razones.

Una receta increíblemente fácil que se

puede utilizar como entrante perfecto para el plato principal que servirá pescado.

Ingredientes:

- condimentos a elección
- 500grs de camarones cocidos
- 2 aguacates maduros
- 4 tazas de lechuga o verduras verdes

Instrucciones:

Vierta el aderezo sobre los camarones. Mezclar. Cubrir y refrigerar durante al menos 1 hora. Mientras tanto, asegúrese de lavar y secar la lechuga. Cubra el/los plato(s) con ella(s). Cortar el aguacate en trozos pequeños y esparcirlo sobre la lechuga. Ahora agregue el camarón y el aderezo encima.

Sugerencias de Presentación:

Otra ensalada que puede ser la más simple, pero que de todos modos logrará lucir hermosa. Con una gran variedad de colores, esta receta no requiere una decoración extravagante para que luzca

exquisita.
También puede probar diferentes variaciones con diferentes tipos de carne. ¡Utilice pescado si lo desea y cree algo diferente!

Beneficios para la salud de los camarones:
Se recomienda comer camarones al menos cada dos semanas. Así que si aún no los ha incorporado a sus menús, puede que quiera empezar ahora.
Fácil de cocinar y aún más fácil de comer, es un alimento ideal para niños y adultos. Con una alta cantidad de antioxidantes y nutrientes antiinflamatorios, los camarones ayudan al cuerpo a desarrollar anticuerpos para combatir las infecciones en el cuerpo.
También contiene un 52% de proteínas y un 31% de yodo, lo que lo hace especialmente saludable para los niños.

Vida baja en carbohidratos para siempre
Una dieta baja en carbohidratos puede reducir los niveles de energía y puede ser

difícil mantenerla; algunas personas pueden tener dificultades para adaptarse, mientras que otras no. El truco es saber cómo usar sustitutos para los alimentos ricos en carbohidratos.

De acuerdo con la Pirámide Alimenticia del Departamento de Agricultura de los Estados Unidos, los alimentos se consideran ricos en carbohidratos cuando contienen entre el 50% y el 70% de sus calorías procedentes de los carbohidratos y bajos cuando el porcentaje oscila entre el 25% y el 39%.

En cuanto a la primera fase de la dieta Atkins, la ingesta diaria de hidratos de carbono no debe ser superior a 20 gramos al día. Cuanto menor es el porcentaje de carbohidratos, mayor es el porcentaje de proteínas y grasas.

Es muy importante hacer un seguimiento de la ingesta diaria de carbohidratos cuando se sigue una dieta de este tipo.

Esta tarea no tiene por qué ser difícil. Existen aplicaciones móviles que ayudan a los usuarios a hacer un seguimiento de su consumo de carbohidratos.

Algunas de estas aplicaciones hacen casi toda la tarea relevante para que la dieta tenga éxito, como contar los carbohidratos junto con otros nutrientes cada día, convirtiéndolo en una rutina.

En primer lugar, establezca metas y objetivos que sean claros y detallados. No coma carbohidratos "blancos" que contengan muchos carbs simples y azúcares como pan, cereales y pasta.

Una persona que hace dieta debe aprender a hacer variaciones de las combinaciones dentro de las comidas o, mejor aún, comer las mismas comidas para estar familiarizado con los porcentajes de carbohidratos de cada comida. Mezcle y combine con los alimentos permitidos.

Vivir una vida baja en carbohidratos no se logra con un simple chasquido de los dedos. La parte importante de las dietas bajas en carbohidratos es concentrarse en el objetivo principal que se ha fijado y trabajar para lograrlo.

Usted puede decidir cambiar la dieta baja en carbohidratos por otra dieta, pero si la pérdida de peso es su objetivo, la dieta baja en carbohidratos es la mejor y más rápida manera de alcanzarlo.

La dieta baja en carbohidratos se convierte en un estilo de vida para la mayoría de las personas que hacen dieta. Tan pronto como los alimentos permitidos y no permitidos son internalizados, todos los alimentos tienen un sabor mucho mejor y más saludable.

Disfrute de este tipo de dieta buscando recetas más nutritivas y sabrosas. Hay muchas cosas que aprender en la web que entretienen a cualquier persona con una dieta baja en carbohidratos.

Hay maneras de cómo usar los suplementos en una dieta baja en carbohidratos. Los mejores tipos son siempre los suplementos naturales que contienen nutrientes como vitaminas, aminoácidos y hierbas como niacina, aceite de pescado y glutamina.

Hay productos que llevan la etiqueta "bajo en carbohidratos", pero lo importante es saber que no todos estos productos realmente contienen un bajo número de carbohidratos porque, como se mencionó en el capítulo anterior, no existe una definición legal de "bajo en carbohidratos".

Como consumidor, usted tiene la opción de revisar los datos nutricionales indicados en el envase del producto para asegurarse de que es el adecuado para usted.

Conclusión

Lo ha conseguido. Gracias por descargar y leer este libro hasta el final.

Espero haber podido ayudarle con mi experiencia y que este libro haya sido una buena inversión de su tiempo y dinero. Le recomiendo que lo relea en el futuro.

Bueno, el siguiente paso es empezar a implementar las sugerencias que he dado en este libro para que usted pueda disfrutar de una vida mucho más satisfactoria y plena.

Estoy seguro de que ha obtenido muchísimo de este libro. Si es así, le agradecería mucho que se tomara un minuto para compartir sus ideas y publicar una reseña.

¡Gracias y Buena suerte!

Parte 2

El Comienzo de la Pérdida de Peso

Ponerse a dieta es una tarea difícil. Debemos estar preparados y dispuestos a seguir una dieta saludable para perder una cierta cantidad de peso. Antes de seguir cualquier dieta, debes establecer una meta de cuánto peso te gustaría perder cada semana o mes.

Hay muchos tipos diferentes de dietas para ayudarte a perder peso, pero en este libro aprenderás sobre los diferentes tipos de alimentos que puedes comer mientras sigues una dieta baja en carbohidratos para ayudarte a perder peso rápidamente. Todo lo que se menciona en este libro es de mi propia experiencia personal sobre cómo perdí peso después de comer estos diferentes tipos de alimentos.

Cada vez que hago una dieta, me aseguro de leer cada etiqueta en la parte posterior de cada alimento que como yo busco exactamente cuántos carbohidratos y cuántas calorías hay en cada alimento. Trato de mantenerme alejado de comer muchos tipos diferentes de pan y pasta, a menos que sea de trigo integral.

También es importante durante la dieta asegurarse de reservar un día para hacer trampas. Este día podrás derrochar un poco y comer un postre o tu plato favorito de pasta. Si te gusta el bistec, haz un bistec grande a la parrilla con puré de patatas como guarnición. Sólo asegúrate de que tienes suficiente autocontrol para volver a tu dieta después del día de las trampas. Si sientes que no vas a volver a la dieta, entonces no tengas un día de trampas.

No sólo es bueno comer sano para perder peso, es una buena idea comer mejor para tu propia salud personal. Cuando salgas a cenar mientras estás a dieta, pregúntale a tu camarero si puedes comer ciertos platos principales sin mantequilla o sin los carbohidratos adicionales. O bien, busca algo ligero en el menú, como una ensalada con pollo o pescado a la parrilla.

¡Buena suerte con tu dieta baja en carbohidratos! Recuerda que debes tener autocontrol y seguir recordándote para qué estás trabajando tan duro. Deshazte de toda la comida basura de tu casa antes de empezar una dieta, esto hará que sea mucho más fácil seguir con tu dieta cuando te sientas tentado a comer una bolsa de papas fritas o de galletas.

CapítuloUno

QuéComeren elDesayunoMientras se Intenta Bajar de Peso

El desayuno es la comida más importante del día. La razón es, porque debemos tener algo en nuestro cuerpo para quemar calorías al principio del día. Si no tenemos ninguna sustancia en el estómago, entonces no habrá nada que nos dé energía o comida para quemar durante todo el día.

Comer un desayuno saludable te dará el poder de concentrarte mejor por las mañanas y te pondrá de buen humor al principio del día. Se sabe que las personas que desayunan todas las mañanas están en mejor forma que las que no desayunan.

En este capítulo, encontrarás diferentes tipos de alimentos para desayunar mientras sigues una dieta baja en carbohidratos.

Huevos

Los huevos son una gran proteína para empezar el día. Comenzando con un desayuno tradicional, come sólo dos huevos por la mañana. Trata de no excederte en comer más huevos que eso. Se sabe que los huevos mantienen el estómago lleno en lugar de comer cualquier otro tipo de comida para el desayuno. Un delicioso acompañamiento saludable con huevos en lugar de tostadas; espinacas frescas salteadas con un poco de sal y pimienta para comer con los huevos por la mañana.

Otro desayuno estupendo y rápido: Prepara un panecillo de trigo integral, revuelve las claras de huevo, añade espinacas y tomates para obtener un sándwich de desayuno sano y agradable.

Para asegurarte de que tienes suficiente

tiempo para desayunar por las mañanas antes de ir a trabajar, hierve los huevos la noche anterior y colócalos en el refrigerador. A la mañana siguiente, cuando salgas de casa, coge dos huevos hervidos, puedes ponerles un poco de sal o pimienta para que tengan sabor para comer de camino al trabajo. Sé lo difícil que es despertarse más temprano de lo necesario, así que esta es una buena manera de asegurarse de que no estás agarrando un panecillo al salir de casa para un desayuno rápido e insalubre.

Fruta

Todas estas frutas que se enumeran a continuación están llenas de minerales y vitaminas, que nuestros cuerpos necesitan para funcionar correctamente y para estar sanos.

- Manzanas
- Plátanos
- Arándanos
- Fresas
- Frambuesas
- Melocotones
- Uvas
- Piñas
- Naranjas
- Pomelos
- Kiwi
- Melón
- Moras
- Sandía

Por la mañana para un desayuno saludable

y ligero, corta plátanos y manzanas, mézclalos en un tazón con arándanos y uvas. No hay mucho de esto, así que puedes comerlo solo o si quieres, comerlo como un acompañamiento con huevos.

Los melocotones son estupendos con un poco de requesón y almendras mezclados para hacer un desayuno ligero y agradable.

Hay muchos tipos diferentes de frutas que son buenas en avena, pero mi favorita es mezclar un poco de leche de almendras con plátanos y arándanos en mi avena por las mañanas.

Hay muchos tipos diferentes de avena, que son excelentes si se mezclan con un poco de miel, leche de almendras, y tu preferencia de fruta o pasas.

Otro gran desayuno con cualquiera de

estas frutas, sería hacer un batido de desayuno mezclado con yogur griego natural y miel.

Coge rodajas de manzana y sumérjalas en mantequilla de cacahuete por las mañanas. La fibra de la mantequilla de cacahuete te ayudará a mantenerte saciado hasta la hora del almuerzo.

El yogur griego natural es un buen desayuno cremoso, añade miel como edulcorante y tu elección de diferentes tipos de frutas y nueces para mezclar en el yogur.

El pomelo es una fruta maravillosa para comer cuando se trata de perder peso. Es mejor comer la mitad de un pomelo antes de desayunar por las mañanas. No comas pomelo solo. Esta sería una gran fruta para acompañar a una proteína, como los huevos o el yogur griego.

La mantequilla de almendra es deliciosa y saludable. Una buena manera de comerla por las mañanas es ponerla sobre plátanos o manzanas.

La sandía y el melón troceados son un buen acompañamiento para el desayuno. Estas dos frutas son muy buenas para la salud y son un tentempié dulce y agradable para acompañar un desayuno sano y equilibrado.

Proteína

Hay muchos tipos diferentes de proteínas para agregar a tu desayuno en las mañanas, además de los huevos y el yogur, aquí tienes una lista de otros tipos de ideas saludables para el desayuno con proteínas:

Untar un pedazo de pan tostado con requesón bajo en grasa.

En lugar de poner tocino, salchicha o jamón en una tortilla, agrega trozos de pollo cortados en cubitos.

En lugar de hacer huevos revueltos, haz tofu revuelto. Añade setas, espinacas, tomates, brócoli, cebollas, pimientos o cualquier otra verdura de tu gusto baja en carbohidratos a la mezcla del desayuno de tofu.

Enrolla el tocino de pavo alrededor de los trozos de aguacate y colócalos en el horno durante unos cinco minutos a 350 grados.

Tuesta pan integral, unta mantequilla de manzana o mantequilla de cacahuete sobre la tostada, y añade plátanos en rodajas por encima.

Calienta la quinoa en el microondas como sustituto de la avena, añade la canela, las manzanas cortadas en rodajas o los arándanos, y mézclala con unas cuantas almendras o nueces.

Prepara un batido de proteínas por la mañana con tu proteína en polvo favorita. Esto es muy saciante y es fácil y muy rápido de hacer. Me gusta mezclar dos cucharadas de proteína de vainilla en una taza de leche de soja.

Capítulo Dos

Diferentes TiposdeComidaparaAyudarte a PerderPeso

El desayuno no es la única comida importante del día. Asegurarse de comer un almuerzo saludable bajo en carbohidratos es muy importante para mantener tu alta energía fluyendo durante todo el día.

Es extremadamente importante durante una dieta no saltarse ninguna comida, ya que nuestro cuerpo necesita las sustancias para quemar calorías y ayudarnos a perder peso.

En este capítulo aprenderás sobre diferentes ideas de almuerzos que te ayudarán a perder peso, mientras sigues una dieta baja en carbohidratos.

Ensaladas

Una ensalada compuesta de diferentes

tipos de lechuga como: rúcula, lechuga romana, cogollo de lechuda y berros, todas ellas están llenas de nutrición. Intenta no comer sólo lechuga iceberg, porque no tiene mucho valor nutricional. Aquí hay una lista de diferentes tipos de ensaladas para comer en el almuerzo mientras se intenta bajar de peso:

Ensalada César de col y salmón. Mezcla sólo una cucharadita llena de aderezo César sobre la col rizada. En lugar de salmón, también puedes usar pollo a la parrilla, camarones salteados o pescado blanco.

Lechuga romana mezclada con espinacas frescas. Añade verduras a tu gusto como: tomates, pepinos, aceitunas, judías verdes, aguacates y pimientos amarillos o verdes. Para obtener proteínas, agrega pavo o pollo cortado en cubos o camarones. Para hacer un aderezo casero ligero: Exprime un cuarto de limón en un tazón, mézclalo con ajo en polvo, vinagre de vino blanco, un toque de sal y una pizca de pimienta.

Tomates en rodajas con queso mozzarella y albahaca. Rocía con un aliño balsámico muy ligero y aceite de oliva por encima.

Arúgula, cogollos de lechuga y lechuga de berros mezclada con tomates, repollo, queso de cabra, pepinos, cebollas rojas, con una vinagreta ligera y aceite para aderezar. Agrega la proteína que elijas: filete de falda, pollo picado, pescado o camarones.

Más comidas para tomar mientras se intenta bajar de peso:

Burritos de lechuga- Prepara el pollo en la parrilla, agrega el jengibre, la salsa de soja y el ajo. Coge las zanahorias ralladas y los pepinos cortados en dados para añadirlos encima con una guarnición de unas cuantas semillas de ajonjolí. Este burrito tiene un sabor maravilloso, ya sea con una hoja de cogollo de lechuga o una hoja de col.

Burritos de Tortilla- Coge el pavo o el pollo de charcutería y envuélvelo en una tortilla de trigo integral. Agrega lechuga romana, tomates, cebollas y un poco de aceite de oliva y vinagre de vino tinto para darle sabor.

Burrito-Prepara un burrito de frijoles con frijoles negros o refritos, guacamole y salsa. En lugar de usar una tortilla, mezcla todo en un tazón. Añade tomates frescos o lechuga si lo deseas. Como acompañamiento para comer con este burrito en lugar de arroz, toma una taza de fruta fresca.

Ensalada de atún- Mezcla el atún con el apio picado, la cebolla picada, la pimienta, una pizca de sal y una cucharadita de jugo de limón. Corta un tomate y pica la lechuga para añadirla a la ensalada de atún.

Quinoa-Prepara la quinua en el horno. Después de que se cocine se puede comer este frío o caliente, a tu gusto. Para obtener más sabor y nutrición, agrega tomates picados, cebolletas o cebollas picadas, pepino y hierbas frescas: albahaca, cilantro, orégano o tomillo.

Pica una cabeza entera de coliflor, mézclala con un poco de aceite de oliva y añade los condimentos que prefieras. Se cuece la coliflor a fuego lento durante diez minutos. Al mismo tiempo, cocina la quinua en el horno durante unos 15 minutos. Cocina la col rizada por separado en el horno. Después de que se hayan terminado de cocinar, mezcla la coliflor, la quinua y la col rizada para una comida ligera.

Hamburguesa de pavo - Prepara una hamburguesa de pavo en la cocina, en la parrilla o en el horno. En lugar de comerla con un panecillo, toma espinacas frescas, tomates, cebollas y una pizca de ketchup o mostaza para darle sabor.

Sopa- Esta es una comida baja en calorías dependiendo del tipo de sopa casera que prepares. Compra bolsas de verduras congeladas en la tienda de comestibles, así como verduras frescas. Usa caldo de pollo bajo en sodio como base y como agua. Para obtener proteínas, añade pollo o frijoles. Para darle sabor agrega ajo y hierbas frescas. La mejor manera de hacer esto: Poner todos los ingredientes en una olla de barro y cocinar a fuego lento durante seis horas. Añade tus condimentos y hierbas favoritas para darle más sabor.

Queso Cottage - Haz una mezcla de requesón, uvas, aguacates, pepinos y tomates. Añade pimienta molida por encima.

Sándwich saludable - Haz un sándwich sin el pan, cortando pepinos, pavo, un poco de queso y ponlos juntos usando un palillo de dientes para mantenerlos en su lugar.

Salteado - Pollo picado con brócoli, pimientos rojos y verdes, calabaza y cebolla roja. Utiliza aceite de oliva y una salsa teriyaki baja en sodio para cocinar estos ingredientes en la cocina a fuego medio-alto durante diez minutos.

Ensalada de Aguacate - Corta un aguacate por la mitad, saca el hueso del centro y añade ensalada casera de pollo o ensalada de atún al centro del aguacate.

Envoltura de Hummus - Prepara un envoltorio de trigo integral con hummus, queso de cabra, rodajas de pavo y hojas de espinaca fresca.

Envoltura de Quinua - Prepara un envoltorio de quinua con frijoles negros, queso feta y aguacate enrollados en un envoltorio de trigo entero. Añade humus para darle sabor.

Como acompañamiento de cualquiera de estos platos principales, es una buena idea mezclarlos. Por ejemplo, hacer una ensalada y tomar una taza de sopa como acompañamiento o con los envoltorios tener un acompañamiento de frutas o verduras.

Capítulo Tres

Una ListadeAperitivosMientrasse IntentaPerderPeso

Comer diferentes tipos de alimentos saludables a lo largo del día ayuda a nuestro cuerpo a obtener una buena nutrición. Se sabe que si comemos cada tres o cuatro horas, nuestro nivel de azúcar en la sangre se mantendrá constante y nos sentiremos mucho más energizados durante todo el día. Trata de consumir aperitivos que te ayuden a quemar grasa, pero no te excedas. Aléjate de los aperitivos como las patatas fritas o las galletas.

Una gran idea para asegurarte de que tengas aperitivos listos para llevar cuando salgas de casa, ponlos todos en bolsas Tupperware o Ziploc en el refrigerador o en el armario de la cocina. De esta manera puedes cogerlos y ya están empaquetados con la cantidad adecuada de comida.

Aquí hay una lista de diferentes tipos de aperitivos saludables para comer mientras estás a dieta:

La fruta es un gran alimento para picar. Hay muchos tipos diferentes de frutas que pueden ser fáciles de tomar y están todas llenas de vitaminas y minerales, que nuestro cuerpo necesita todos los días.
Pica diferentes tipos de verduras como pepinos, zanahorias, apio, pimientos, aceitunas, brócoli o coliflor y sumergirlas en humus.

Queso fresco con melocotones o melón.
Queso de cabra untado sobre tomates en rodajas.
Manzanas o apio con mantequilla de cacahuete.
Pavo de fiambre enrollado con queso bajo en grasa.

Congela los plátanos y los trozos de

mango. Mézclalos para obtener un aperitivo dulce y granizado.

Haz tus propias palomitas de maíz caseras sin mantequilla, sustituyendo un poco de aceite de oliva. Añade una pequeña cantidad de sal para darle sabor.

Hierve los camarones y luego enfríalos. Haz tu propia salsa de cóctel casera con rábano picante, jugo de limón, pimienta rajada y un poquito de ketchup para mojar.

Prepara una mezcla de pasas, arándanos secos, anacardos, nueces, nueces, pacanas y almendras. Ponlos en bolsas Ziploc, para que estén listos para llevar.

Haz guacamole casero. Corta un tallo de apio y sumerge los trozos de apio en el guacamole.

Puedes comprar edamame congelado en la tienda de comestibles. Caliéntelo en el microondas y añádale un poco de sal.

Las nueces son siempre un buen aperitivo para comer mientras se está a dieta. Se sabe que los pistachos y las almendras engordan menos en comparación con otros frutos secos y son muy saciantes. Trata de no exceder más de 20 nueces en una sola sesión.

Calienta una alcachofa entera en el microondas. Por separado, calienta el aceite de oliva con sal, ajo y pimienta para mojar los corazones de las alcachofas.

Puré de manzana sin azúcar. Si te gusta la canela, espolvorea el puré de manzana con un chorrito.

Haz tu propia salsa de verduras con yogur griego natural bajo en grasa, cebolla en polvo, sal de apio y ajo en polvo. Agrega sal y pimienta a tu gusto.

Verduras para la salsa casera: zanahorias, apio, pimientos rojos o verdes, pepinos, tomates, brócoli o coliflor.

Bocaditos de pizza hechos con berenjena en rodajas, salsa de tomate, con una pequeña cantidad de queso feta y mozzarella encima. Se juntan todos los ingredientes y se cuecen en el horno.

Lonchas de jamón serrano envueltas con manzanas en rodajas y queso bajo en grasa.

Pepinos en rodajas con un poco de queso crema encima. (No utilices más de una cucharada de queso crema).

Pimientos rojos picados con queso de cabra para mojar. (No uses más de una cucharada de queso de cabra).

Cortar rodajas de kiwi y espolvorear con coco rallado por encima.

Y por último, pero no menos importante, uno de mis aperitivos favoritos: Uvas negras congeladas.

Capítulo Cuatro

Diferentes TiposdeComidaparaCenarMientras se está a Dieta

La cena es la última comida del día, así que asegúrate de no comer demasiado cerca de la hora de acostarte, porque nuestro cuerpo necesita tiempo para quemar las calorías. Para asegurarte de que estás comiendo saludablemente, ten un plan de cena fijo para cada noche de la semana. De esta manera, podrás sacar cualquier carne que haya en el congelador para descongelarla en el refrigerador durante el día.

En este capítulo, habrá una lista de diferentes tipos de alimentos para tomar en la cena que te ayudarán a perder peso mientras sigues una dieta baja en carbohidratos.

Pollo

Prepara pechugas de pollo sin piel en la parrilla con aceite de oliva muy ligero y cubiertas con condimentos (mi condimento favorito en el pollo es un condimento griego llamado Cavender's). Para las guarniciones, corta el calabacín en tiras largas, los champiñones en rodajas y los espárragos. Envuelve estas verduras en papel de aluminio y cúbrelas con un poco de aceite de oliva y los condimentos que elijas para darle sabor. Y colócalos directamente en la parrilla.

Hornea el pollo en el horno cubierto con jugo de limón y romero. Para las guarniciones, hierve las patatas rojas peladas y la col rizada asada.
Prepara una ensalada César de pollo con col rizada y lechuga romana, mézclala con una cucharadita de aderezo César ligero y añade pollo a la parrilla o al horno. Agrega un poco de queso parmesano encima.

Hornea el pollo en el horno con jugo de limón, especias y alcaparras. Agrega albahaca o cilantro para darle sabor. Como acompañamiento haz las coles de Bruselas en el horno durante unos diez minutos y los dos últimos minutos restantes pon el horno a asar a fuego alto para que estén un poco crujientes. Unta las coles de Bruselas con un poco de aceite de oliva y añade los condimentos de tu elección para darle sabor antes de ponerlas en el horno.

Saltea el pollo con jengibre y ajo en la sartén. Sofríe por separado las espinacas, los champiñones y las cebollas. Coloca las verduras primero en el plato y cúbrelas con pollo y espolvorea las semillas de ajonjolí en el plato.

Una gran cena saludable, hecha en casa, con sopa de pollo y verduras en una olla de barro. Pon agua en el fondo, agrega un pollo entero, corta zanahorias, apio, y bok choy o col rizada. Agrega una bolsa de verduras congeladas mixtas. Añade el ajo en polvo, el perejil picado, la pimienta y un chorrito de sal. Asegúrate de desmenuzar el pollo y deshacerte de la carcasa cuando esté lista para cocinar. Cocina todos los ingredientes a fuego lento durante seis horas.

Brotes de frijol salteados y pimientos verdes cortados en cubitos con aceite de oliva, hojuelas de pimiento rojo, ajo y un poco de salsa de soja. Por separado, el pollo salteado en cubitos con jengibre y ajo. Cuando el pollo esté completamente cocido, mezcla las verduras y el pollo.

Mariscos

Camarones salteados con espinacas frescas, calabacín cortado, brócoli troceado, zanahorias picadas y coliflor. Cocina todo esto en la cocina con hierbas frescas y condimentos a tu gusto. Cocínalo sólo con aceite de oliva. No uses mantequilla.

Hornea el salmón en el horno con alcaparras, jugo de limón y aceite de oliva. Para acompañar el salmón, el brócoli al vapor o los espárragos.

Cocina las gambas en la estufa con ajo, pimienta, jugo de limón, un chorrito de sal y caldo de pollo. Hierve la pasta integral en el fuego. Corta las aceitunas kalamata, las cebollas, el cilantro y los tomates para agregarlos a la pasta. Mezcla todos los ingredientes, incluida la salsa sobrante, en la que se cocinaron las gambas.

Envuelve el salmón en papel aluminio y añade tomates, cebollas, ajo, alcaparras y jugo de limón encima del salmón. Envuelve todos los ingredientes y ponlos en el horno y hornea a 350 grados durante veinte minutos.

Asa o cocina el pescado blanco a la parrilla con jugo de limón, alcaparras, cilantro y ajo. Prepara un vegetal verde como guarnición; como col rizada, brócoli, espárragos o espinacas.

Carne de cerdo

Chuletas de cerdo deshuesadas hechas en la cocina con vino blanco o tinto con especias. Cocina las setas por separado en una sartén con aceite de oliva, ajo picado, sal y pimienta. Prepara frijoles verdes frescos al vapor. Vierte las setas sobre las chuletas de cerdo y las judías verdes como guarnición.

Asa las chuletas de cerdo y las rodajas de piña. Para obtener un sabor agradable, marina el cerdo con una salsa de soja baja en sodio, jengibre y ajo. Como guarnición, prepara arroz integral en la sartén con pimientos rojos y verdes picados.

Tacos de cerdo. Prepara el cerdo en la olla de barro con un poco de condimento para barbacoa. Pica cebollas, cilantro, tomates y mangos para aderezar. Para darle sabor, añade guacamole a una cáscara de taco suave de trigo entero con el resto de los ingredientes. Exprime el jugo de limón fresco por encima para darle un sabor extra.

Otras cenas saludables

Para una ensalada de tacos, cocina el pavo molido en la sartén. Pica tomates, cilantro y cebollas. Para la lechuga utiliza lechuga romana. Si quieres añadir queso, usa un queso cheddar rallado sin grasa. Para el aderezo agrega un poco de salsa y guacamole. Como guarnición, prepara arroz integral y frijoles negros.

Asa el bistec con condimento de maíz con pimienta por encima. Mezcla los tomates, cebollas, pepinos, germinados, queso feta, lechuga romana y repollo en un aderezo a base de aceite ligero y vinagre y añade el bistec a la parrilla a la pimienta.

Para otra buena ensalada de la cena: asa bistec de falda, pica aguacates, tomates, pepinos, añade una pizca de queso de cabra, rúcula y lechuga romana. Para el aderezo usa aceite y vinagre o tu propio aderezo casero con jugo de limón, vinagre de vino blanco, ajo en polvo y un toque de sal y pimienta.

Prepara un plato grande de verduras a la parrilla. Como: calabacines, berenjenas, cebollas, tomates, zanahorias, pimientos, hongos portobello y coles de Bruselas. Unta todas las verduras con una capa ligera de aceite de oliva con un poco de sal y pimienta.

Pasta multigrano mezclada con verduras frescas. Cocina la pasta por separado. Y saltea las verduras en una sartén con una cucharada de aceite de oliva. Cuando estén listas, mezcla las verduras y la pasta con un pesto de albahaca o salsa de tomate.

Verduras: espárragos, hongos, espinacas, calabazas y tomates.

Conclusión del Viaje de Pérdida de Peso

Espero que esta sea una buena guía inicial sobre qué comer para ayudarle a perder peso. Mientras se hace dieta, es una buena idea mantenerse al día con los ejercicios matutinos y nocturnos para obtener los mejores resultados durante y después de tu dieta baja en carbohidratos. Trata de no comer muchos carbohidratos o dulces. Asegúrate de que te estás fijando metas todas las semanas y haz lo mejor que puedas para cumplirlas.

Hacer dieta es una tarea extremadamente difícil, pero con la mentalidad correcta y la fuerza de voluntad para hacerlo, se puede hacer. Asegúrate de que estás reservando tiempo para hacer ejercicio. Todas las mañanas trata de levantarte un poco más temprano de lo habitual y haz una ligera caminata antes del trabajo. Antes de acostarse, espera unos treinta minutos después de cenar y haz lo mismo de nuevo. Si eres socio del gimnasio, ve al gimnasio antes y después del trabajo.

Asegúrate de que al ponerte a dieta, si estás casado, también lo haga tu cónyuge. Esto hará que tu viaje de pérdida de peso sea mucho más fácil cuando ambos estéis a dieta al mismo tiempo. De esta manera, no te sentirás tentado a comer ciertos alimentos o a no hacer ejercicio. Hacerlo juntos como un equipo.

Asegúrate de llevar el almuerzo contigo todos los días al trabajo, de esta manera no te sentirás tentado a comprar algo que no sea saludable o que no te satisfaga. No te olvides de tener un plan de comidas para cada noche, para que cuando llegues a casa esté todo listo para cocinar, de esta manera no te sientas tentado a pedir una pizza u otro tipo de comida rápida.

Mantente fuerte mientras sigues una dieta baja en carbohidratos. Sigue recordándote cuáles son tus objetivos cuando empieces a pensar en helados, patatas fritas, galletas, etc... Había una razón por la que comenzaste esta dieta, tendrás mucha más energía después de comer sano al cabo de tres días. Trata de no pesarte todos los días. Pésate sólo una vez a la semana y escribe en un diario cada semana cuál es tu peso, para que puedas ver hasta dónde has llegado.

www.ingramcontent.com/pod-product-compliance
Lightning Source LLC
Chambersburg PA
CBHW071852070526
44583CB00016B/1651